Auxiliar de farmacia

Curso Básico _ Nivel 1

Recopilación: autores varios.
Gestora; Enrique Adela N.

INTRODUCCIÓN

El siguiente cuadernillo se debe considerar de manera introductoria al curso auxiliar de Farmacia. Para los contenidos del marco teórico aquí expuesto se tuvieron en cuenta diferentes bibliografías, por lo que se podría considerar que el mismo es un recopilado de autores diversos.

En el mismo se podrán servir de los temas en lo que abarca desde la farmacia y la farmacología, hasta la figura, rol, y funciones del farmacéutico. Los contenidos están organizados en bloques y desarrollado algunos de manera general y otros aspectos de forma específica. Con la función de aportar una guía, ya sea de estudio o material de apoyo en lo que respecta a la formación de un futuro auxiliar de farmacia.

Índice de temas;

Bloque 1; Breve historia de la farmacia y la farmacología. Definición y funciones del auxiliar de Farmacia. Conceptos básicos.

Bloque 2; Medicamento; clasificación de los medicamentos. Forma farmacéutica. Identificación. Almacenamiento.

Bloque 3; Receta médica, receta electrónica. Dispensación de recetas. Libro recetario. Cobertura de medicamentos.

Bloque 4; Farmacocinética. Farmacodinamia.

Bloque 5; Organización y gestión de una farmacia.

BLOQUE N° 1

Temas;

- Breve historia de la farmacia y la farmacología.

- Definición y funciones del auxiliar de Farmacia.

- Conceptos básicos.

ORÍGENES HISTORIA, ORIGEN Y EVOLUCIÓN DE LA FARMACIA

La historia de la farmacia como ciencia independiente es relativamente joven. Los orígenes de la historiografía farmacéutica se remontan al primer tercio del s. XIX que es cuando aparecen las primeras historiografías que si bien no toca todos los aspectos de la historia farmacéutica son el punto de partida para el definitivo arranque de esta ciencia.

Hasta el nacimiento de la farmacia como ciencia independiente, existe una evolución histórica, desde la antigüedad clásica hasta nuestros días que marca el curso de esta ciencia, siempre relacionada con la medicina.

La antigüedad clásica

En el tercer milenio antes de Cristo se inicia el desenvolvimiento simultáneo en: India, Mesopotamia, Egipto y China. Entre los fármacos que se utilizaron están: el ruibarbo, el opio y la ephedrina sínica.

- En el caso de **India** estuvieron influenciados por la filosofía védica, por lo que la botánica tenía una función prominente y se crearon el SOMA y el KUSA. De acuerdo con la filosofía budista, los remedios eran dulces (acónito, jengibre, lino...).
- En **Mesopotamia** existen testimonios del uso y preparación de medicamentos de más de cuatro mil años. De hecho en la cultura babilónica-asiria están los primeros indicios del uso de fármacos y detectaron la peligrosidad y dosificación de las sustancias

administrándoselas a esclavos. Utilizaban ungüentos a base de planta haoma para una bebida sagrada, belladona contra los espasmos o excrementos humanos como curativos. Los sumerios llevaron a cabo las primeras operaciones farmacéuticas (desecación, pulverización, molienda, prensado, filtración, decantación, etc) y propusieron formas farmacéuticas como pomadas, lociones, cataplasmas, enemas, vinos, emplastos...

- En **Egipto** códices como el Papiro Ebers, describen la sintomatología y la prescripción para una enfermedad, así como los principios activos de plantas, animales y minerales, los alimentos que los contienen (leche, vino, miel...) y la formulación y preparación de medicamentos. Además, establecían unas pautas de administración de los medicamentos, a saber de uso interno (tisanas, decocciones, maceraciones, píldoras...) y de uso externo (cataplasmas, ungüentos, emplastos, colirios, pomadas, inhalaciones...). Las enfermedades más comunes eran las oftálmicas, parasitarias y enfermedades de bajo vientre que se trataban con supositorios, enemas o laxantes. Los procedimientos torácicos se trataban con inhalaciones y las enfermedades de la piel con ungüentos. Como herramientas de trabajo usaban molinos de mano, morteros, tamices fabricados con papiro, balanzas, y para la conservación: recipientes de barro, vidrio, alabastro y serpentina, así como cajas de madera.
- En **China** la medicina se basa en el pensamiento del Taoísmo, con su objetivo fundamental es la inmortalidad al parecer relacionado no solo con la longevidad sino también el vivir en armonía con la naturaleza o en la búsqueda del progreso personal y colectivo. El primer libro chino sobre plantas, el Shennong Bencao Jing, compilado durante la dinastía Han, pero que data de una fecha muy anterior, lista 365 plantas

medicinales y sus usos —incluyendo ma-huang el arbusto del que se obtuvo originalmente la Efedrina.

- **Grecia**; Los griegos crearon un catálogo de elementos simples que podían usarse para crear diversos compuestos, las llamadas fórmulas magistrales.

No existía aun la figura del farmacéutico, era el mismo médico el que conocía las enfermedades y sus tratamientos.

- Los **romanos** siguieron la evolución iniciada por la farmacia griega que posteriormente se expandió por todas las demás civilizaciones del mundo.

Durante la **Edad Media** destaca la aportación de los musulmanes, que introducen en España conceptos ya puramente farmacéuticos, como la destilación o los albarelos.

- Es en los siglos XVII y XVIII cuando el farmacéutico se diferencia más claramente de otros profesionales y se dedica casi en exclusiva a descubrir y estudiar, desde un aspecto químico, nuevos fármacos. Prueba de esta diferenciación es que, en la España de Felipe V, en 1737, se aprueban los estatutos del Real Colegio de Boticarios de Madrid para que se dedicase al "cultivo y adelantamiento de la Farmacia, Química, Botánica e Historia Natural".

La farmacia, evolución actual

- Fue en la revolución industrial del siglo XIX cuando la farmacia dejó de ser una profesión artesanal para convertirse en una ciencia y una industria. Se formaron empresas dedicadas en exclusiva a la fabricación y distribución de medicamentos.
- La industrialización permitió un mayor control sobre los medicamentos, a los que ahora se les exigían unas garantías mínimas y una

seguridad probada, que se consigue mediante experimentación y pruebas.

☐ Fue durante el siglo XIX donde se realizaron los mayores avances en medicina que permitieron también avanzar a la farmacia. **El trabajo de Pasteur y de Koch, la teoría microbiana**, explicó el origen de las enfermedades infecciosas y permitió que se desarrollaran medicamentos que atacaban directamente a los microorganismos causantes de la enfermedad.

☐ Se elaboraron diversas medicaciones que atacaban a estos microorganismos:

·Las **vacunas**, que previenen la enfermedad preparando a nuestro propio sistema inmunológico para que ataque al microorganismo.
·Los **antibióticos**, que atacan directamente a las bacterias causantes de una infección o enfermedad.
·Los **sueros**, usados para aplicar sustancias inyectables.
·**Quimioterápicos**, que impiden la multiplicación de las células y se usan para el tratamiento de enfermedades neoplásicas.

La farmacia en la actualidad

☐ La farmacia se encuentra altamente regulada por leyes y los medicamentos están sometidos a patentes, propiedad de las empresas farmacéuticas.

☐ Los gobiernos deben asegurar una calidad y unas garantías en la fabricación y la comercialización de fármacos.

☐ La industria farmacéutica en la actualidad es uno de los sectores industriales con mayor rentabilidad.

☐ La industria farmacéutica actual ha sido acusada de

aprovechar las debilidades y miedos de personas para inducirlas al consumo excesivo de medicamentos, con el único objetivo de mejorar sus ya cuantiosos beneficios.

☐ La industria farmacéutica está dominada por grandes empresas multinacionales, con ingresos millonarios que superan los quinientos mil millones de dólares al año, y que no dejan de crecer. Estados Unidos concentra casi el 50% del mercado farmacéutico mundial.

¿QUÉ ES UN AUXILIAR DE FARMACIA?

☐   Cabe destacar, que la palabra **"Farmacia"** no solo hace referencia al sitio o establecimiento donde se venden medicamentos, sino también se trata de un establecimiento sanitario, el cual está encargado a un Farmacéutico profesional de la salud y sus auxiliares.

☐   **El auxiliar farmacéutico** es imprescindible en las farmacias, ya que no es solo un simple asistente o ayudante. Más bien, el técnico sanitario tiene el deber de comprometerse a brindar un servicio profesional sanitario, en beneficio de toda la sociedad. Por eso, debe tener los conocimientos suficientes en el área de salud y de medicamentos.

Qué funciones cumple un Auxiliar de Farmacia:

☐   **1. Organizar el almacén:**

☐   La farmacia cuenta con un catálogo de medicamentos y otros productos que tienen que encontrarse en perfecto orden para la optimización del espacio y la gestión de la atención al cliente de cara a realizar pedidos.

☐   La reposición de un producto una vez agotadas las existencias, su clasificación según el criterio establecido y la organización del espacio.

☐   Estar muy pendiente de la fecha de caducidad de los distintos productos y así saber cuáles deben venderse antes y cuales desecharse.

- ☐ Debe conocer y tener control sobre los medicamentos que por sus características deben conservarse en condiciones especiales.

2. Labor de asesoramiento:

- ☐ El cliente puede necesitar ayuda o asesoramiento sobre un tratamiento en concreto y el auxiliar de farmacia, junto con el farmacéutico, tiene la competencia para responder a sus dudas y necesidades.

- ☐ El auxiliar aconseja sobre el uso adecuado de una medicina. Además, para ciertas cuestiones los clientes prefieren dirigirse directamente a la farmacia.

3. Dispensar medicamentos:

- ☐ La más importante labor que debe realizar un Auxiliar de Farmacia es la de dispensar medicamentos. Para ello tendrá que contar con los conocimientos teóricos correspondientes, entre los que se encuentran cómo atender un cliente. En este punto entra en juego la inteligencia emocional. Dado que la mayoría de clientes que acuden a una farmacia es por ver mermada su salud, debe mostrar empatía para que sientan confianza. Esto a su vez, determinará que el cliente vuelva o no.

4. Elaboración de informes

- ☐ El Auxiliar de Farmacia también debe elaborar los informes solicitados por sus superiores.

5. Labor comercial

- ☐ En las farmacias además de medicamentos, se venden diversos productos vinculados con el bienestar como tratamientos cosméticos, productos de aseo etc.

- ☐ El auxiliar de farmacia desempeña también una labor comercial al asesorar a los clientes al respecto, por un lado.

- Por otra parte, desarrolla una labor de marketing al colocar correctamente los productos y carteles publicitarios que sirven de promoción.

Áreas de la farmacología

La farmacología se ocupa de varias áreas de estudio:

- **El estudio del fármaco en sí mismo**: origen, síntesis, estructura química, propiedades fisicoquímicas, presentación farmacéutica, etc. Es la primera área de interés de la farmacología, su punto de partida.

- **El estudio de la interacción del fármaco con los organismos vivos**: desde las acciones moleculares y celulares hasta el efecto en los organismos completos, es decir, lo que el fármaco le hace al organismo, que es el campo de la farmacodinamia, hasta el análisis de lo que el organismo le hace al fármaco, que constituye la farmacocinética.

- **Farmacología clínica**: estudia las propiedades y efectos de los fármacos en individuos sanos y enfermos; para ello reúne los estudios farmacocinéticas, farmacodinámicos, de eficacia, de potencia, de reacciones adversas y de farmacovigilancia.

- La **farmacoterapéutica** investiga el uso médico de los fármacos para tratar o prevenir enfermedades; para ello relaciona el mecanismo de acción, es decir, la farmacodinámicos, con el evento fisiopatológico que se desea modificar; cuantifica los beneficios y riesgos del uso del fármaco; y establece las pautas de uso racional y los esquemas de dosificación de los medicamentos. En este aspecto, no se debe olvidar que no se debe tomar esto como una receta de cocina, porque existe gran variabilidad en la respuesta entre distintos individuos.

- **La toxicología es otra área importante**: estudia los efectos nocivos de los fármacos, así como los mecanismos y circunstancias que favorecen su aparición.

☐   **La fármaco epidemiología** estudia los efectos beneficiosos o perjudiciales de los fármacos en las poblaciones y responde preguntas muy interesantes, como por ejemplo, cómo el background genético de una población puede explicar por qué responden de una u otra manera. Un ejemplo de esto es el hecho de que los japoneses se embriagan con pequeñas cantidades de alcohol, al igual que las mujeres en general, debido a características farmacogenéticas que les hacen producir menor cantidad de enzima metabolizadora de etanol, si bien esta enzima se puede inducir, aumentando así la resistencia del individuo a los efectos del alcohol.

☐   **La fármaco economía** es el área más difícil de manejar, porque a veces puede ir en contra de la opinión de los médicos y de los usuarios. Estudia el impacto del costo del medicamento en relación con el costo de la enfermedad, desde el punto de vista individual y social, lo que significa que también analiza el costo de desarrollar, elaborar y promover el medicamento.

Conceptos básicos de farmacología

☐   **La Farmacología** es la ciencia que estudia los fármacos en todos sus aspectos: su origen, su síntesis o preparación, sus propiedades físicas y químicas, su manera de ingresar y movilizarse en el organismo, sus indicaciones terapéuticas, sus formas de administración, así como su acción en el organismo y sus acciones tóxicas.

☐   **Fármaco:** Toda sustancia que puede utilizarse para aliviar, curar o prevenir las enfermedades en el hombre. Cuando esta sustancia toma una forma farmacéutica, se convierte en medicamento.

☐   **Indicaciones terapéuticas:** Síntomas o enfermedades para las cuales se utiliza cada medicamento.

- **Dosis:** Cantidad de medicamento que debe administrarse cada vez al paciente, para producir el efecto esperado. Es distinta para niños y adultos, por diferencias de edad y peso. La dosis indicada no se debe cambiar por ningún motivo.

BLOQUE N° 2

Temas;

- MEDICAMENTO; CLASIFICACIÓN DE LOS MEDICAMENTOS
  - FORMA FARMACÉUTICA
  - IDENTIFICACIÓN
  - ALMACENAMIENTO

¿QUÉ ES UN MEDICAMENTO?

- Un medicamento es una sustancia o una combinación de estas que tiene una serie de propiedades. están destinadas a prevenir, curar, diagnosticar y controlar enfermedades, suplir componentes o aliviar síntomas.
- Es todo producto farmacéutico que se utiliza con la finalidad de prevenir diagnóstico o tratar una enfermedad o bien para modificar el sistema fisiológico de la persona a quien se lo administra.

¿CUÁL ES LA COMPOSICIÓN DEL MEDICAMENTO?

- Los medicamentos están compuestos por tres elementos. en primer lugar, tenemos el **principio activo**, que es el elemento responsable de su actividad. Alcanza al lugar donde debe ejercer su acción.
  - En segundo lugar, está el **excipiente**, que es un ingrediente (o varios) que se añade al principio activo. tiene la finalidad de facilitar su preparación. sirve de vehículo, estabiliza, determina su biodisponibilidad, sus propiedades fisicoquímicas o modifica sus características organolépticas.
- Por último, puedes encontrar la **forma farmacéutica** o galénica. se trata de la forma en la que se presenta un medicamento y determina su administración. el objetivo de la galénica es que el medicamento alcance su máxima eficacia al ser administrado.

CLASIFICACIÓN DE LOS MEDICAMENTOS

- **SEGÚN SU EMPLEO**;

- **INTERNO**; Se ingiere por vía bucal y pasa por la faringe.

- **Externo;** se aplica; cremas, pomadas, etc.

- **SEGÚN SU COMPOSICIÓN;**

- **SIMPLE;** que utilizan una sola droga.

- **COMPUESTAS**; aquellos que tienen dos o más drogas.

- **OFICIALES;** son aquellos que se pueden conservar largos tiempos en la oficina de farmacia sin experimentar descomposición. es todo medicamento de fórmula declarada y acción terapéutica controlable, distinguidos con el nombre genérico oficial o no y puede prepararse en la farmacia.

- **MAGISTRALES;** son aquellos que se preparan en el momento de la administración sobre una prescripción médica (receta) son a menudo de mala conservación.

CLASIFICACIÓN SEGÚN SU EXPENDIO

- **VENTA LIBRE**

- Son los medicamentos que no requieren prescripción médica, podemos recomendarlos y aconsejar sus usos. son autorizados por las autoridades sanitarias. activan sobre patologías leves, reconocidas por el consumidor y son efectivos, seguros y no representan un gasto excesivo para la comunidad. en nuestro país la ley n• 16.434 y su decreto que es n• 9763/64

- **CON RECETA MÉDICA**

- Encontrarás los medicamentos que están sujetos a prescripción médica. éstos solo pueden dispensarse con la receta correspondiente firmada por un médico. este tipo de medicamentos se identifican porque tienen en la esquina superior derecha un círculo. si el círculo está partido en dos o tiene un lado sombreado, se trata de medicamentos psicotrópicos. y si el círculo está sombreado por completo, se trataría de estupefacientes.

CLASIFICACIÓN DE LOS MEDICAMENTOS SEGÚN SU FORMA DE ADMINISTRACIÓN

- **Atendiendo a su forma de administración**, puedes encontrar, por un lado, los orales, como los jarabes, comprimidos o cápsulas.

- Por otro lado, están los intravenosos o intramusculares (como ampollas y viales) y los intradérmicos (como las insulinas).

- Además, puedes encontrar fármacos rectales y vaginales, como los óvulos y los supositorios y tópicos. también otros tipos de medicamentos como pomadas, geles y ungüentos, y las soluciones ópticas, oftálmicas y nasales.

CLASIFICACIÓN DE LOS MEDICAMENTOS SEGÚN SU USO HABITUAL

- **ANALGÉSICOS Y ANTIINFLAMATORIOS**

- Aquí encuadramos los fármacos destinados a aliviar el dolor físico. puedes diferenciarlos entre opiáceos y no opiáceos. los que tienen una acción más potente son los primeros. no es posible automedicarse con ellos y pueden provocar dependencia. un ejemplo de ello es la morfina.

- Entre los segundos hablamos de productos como los **aine** (antiinflamatorios no esteroideos). son muy utilizados para combatir el dolor, la fiebre y la inflamación. deben conocerse sus efectos secundarios, sobre todo en el aparato digestivo, y no puede abusarse de ellos.

- **ANTIINFECCIOSOS** • Se utilizan para combatir las infecciones de cualquier tipo. en función del agente infeccioso admiten varias denominaciones: antifúngicos (para combatir los hongos), antibióticos (contra las bacterias), antiparasitarios (combaten los parásitos) o antivirales (contra los virus).

- Para tomar cualquiera de estos medicamentos es necesaria una receta médica. está totalmente desaconsejado automedicarse para evitar resistencias y que el medicamento.

MUCOLÍTICOS Y ANTITUSIVOS

- Los primeros se recomiendan cuando la mucosidad llega a dificultar la respiración. los segundos se recetan para minimizar la tos no productiva (sin mocos).

• ANTIULCEROSOS Y ANTIÁCIDOS

- Estos dos grupos de medicamentos son diferentes, pero comparten la función de reducir las secreciones gástricas. el más popular es el omeprazol. como efecto secundario hay que decir que pueden alterar el tránsito intestinal.

• ANTIDIARREICOS Y LAXANTES

- Los primeros detienen los efectos de la diarrea. inhiben la motilidad del intestino y eso ayuda a que las heces tengan mayor volumen y consistencia.

- Los laxantes tienen el efecto contrario. se utilizan en casos de estreñimiento y su uso ha de ser moderado. abusar de ellos hará que el intestino no trabaje correctamente y que pierda su capacidad para absorber nutrientes.

ANTIPIRÉTICOS

- Su objetivo es reducir la fiebre. algunos de los más conocidos son el paracetamol, la aspirina o el ibuprofeno. como sabrás, también tienen otro tipo de indicaciones. excepto el paracetamol, los otros dos pueden provocar algunos problemas (como efecto secundario) en el aparato digestivo.

- **ANTIALÉRGICOS**

- Estos medicamentos están destinados a combatir los efectos negativos producidos por una hipersensibilidad o una reacción alérgica. los más populares son los antihistamínicos. algunos de sus efectos secundarios son cefaleas, diarrea, fatiga o somnolencia.
- En definitiva, ya ves que puede hacerse una clasificación de los medicamentos en base a distintos criterios o a las necesidades que se tengan en cada momento.

¿QUÉ ES UNA FORMA FARMACÉUTICA?

- La forma farmacéutica es la disposición individualizada a que se adaptan los fármacos (principios activos) y excipientes (materia farmacológicamente inactiva) para constituir un medicamento. o, dicho de otra forma, la disposición externa que se da a las sustancias medicamentosas para facilitar su administración.
- El **primer objetivo** de las formas galénicas es normalizar la dosis de un medicamento, por ello también se las conoce como unidades posológicas. al principio se elaboraron para poder establecer unidades que tuvieran una dosis fija de un fármaco con el que se pudiera tratar una determinada patología. la importancia de la forma farmacéutica reside en que determina la eficacia del medicamento, ya sea liberando el principio activo de manera lenta, o en su lugar de mayor eficiencia en el tejido blanco, evitar daños al paciente por interacción química, solubilizar sustancias insolubles, mejorar sabores, mejorar aspecto, etc.
- Las diferentes formas farmacéuticas existentes en la actualidad son: sólido, semisólido, líquido y gaseoso. a continuación, las iremos describiendo para que podáis conocerlas algo mejor.

Formas farmacéuticas

– **Sólidas:**
- **Se** incluyen los polvos (que pueden estar encapsulados), papeles, oleo sacaruros, granulados y cápsulas. Estas últimas pueden ser duras, elásticas o perlas. También se incluyen en esta categoría los sellos, tabletas o comprimidos, píldoras, extractos, y, por último, los supositorios.

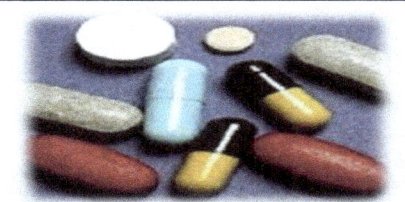

- **Semisólidas:** compuestas por las pomadas, las pastas y las cremas, así como las jaleas y los emplastos.

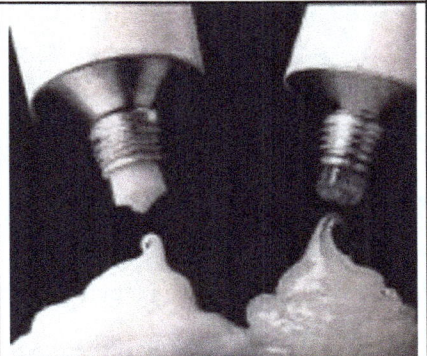

– **Líquidas**:
- soluciones, aguas aromáticas, inyecciones, jarabes, pociones, mucílagos, emulsiones, suspensiones, colirios, lociones, tinturas y extractos fluidos. También podemos incluir los elixires, vinos medicinales, linimentos, y el colodión

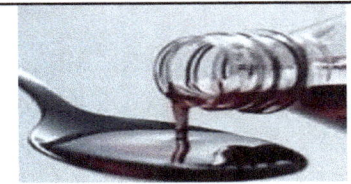

– **Formas farmacéuticas gaseosas**: Aparte del oxígeno y el óxido nitroso existen otras formas farmacéuticas gaseosas, tales como los aerosoles, dispersiones finas de un líquido o sólido en un gas en forma de niebla.

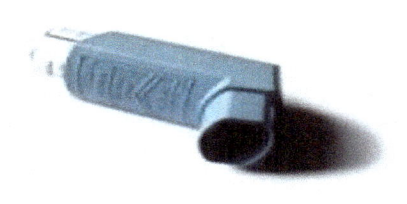

IDENTIFICACIÓN

- **DCI** (denominación común internacional); nombre genérico recomendadopor la **oms** (organización mundial de la salud)
- **MARCA REGISTRADA;** Nombre comercial. es el nombre fantasía adjudicadas por el laboratorio productor del medicamento y también con el fin de facilitar su mención por parte de los pacientes.
- **FORMA FARMACEUTICA;** El modo en el que se realiza la droga, se llama forma farmacéutica; sólido-liquidas-aerosol.
- **CANTIDAD DE MEDICAMENTOS;** GR (gramos), MG (microgramos), M (mililitros).

1. **NOMBRE COMERCIAL:** EL NOMBRE CON EL QUE EL LABORATORIO COMERCIALIZA EL MEDICAMENTO

2. **NOMBRE GENÉRICO** DE LA DROGA O ESPECIALIDAD MEDICINAL, QUE ES OBLIGATORIO DESDE EL AÑO 2002, CUANDO SE SANCIONÓ LA **LEY 25.649 DE PRESCRIPCIÓN DE MEDICAMENTOS POR SU NOMBRE GENÉRICO. EL OBJETIVO ES QUE EL PACIENTE TENGA LA POSIBILIDAD DE ELEGIR LA MARCA O EL LAVATORIO QUE LE RESULTE MÁS CONVENIENTE.**

3. **CONCENTRACIÓN** DE LA DROGA

4. NOMBRE DEL **LABORATORIO** QUE ELABORÓ EL MEDICAMENTO

5. **FÓRMULA**: DESCRIPCIÓN CUANTITATIVA Y CUALITATIVA DE

TODOS LOS COMPONENTES QUE

CONTIENE EL MEDICAMENTO. ESTO ES CLAVE PARA QUE EL FARMACÉUTICO PUEDA ADVERTIRTE SI ESTÁ CONTRAINDI-CADO PARA ALGUNA ENFERMEDAD O ALERGIA QUE TENGAS, POR EJEMPLO.

6. **LOTE Y FECHA DE VENCIMIENTO:** EL LOTE ES UNA COMBINACIÓN DISTINTIVA DE NÚMEROS Y/O
LETRAS QUE IDENTIFICA INEQUÍVOCAMENTE UNA PARTIDA DE MEDICAMENTOS, TANTO EN EL RÓTULO
COMO EN LOS CERTIFICADOS DE LOS ANÁLISIS CORRESPONDIENTES REALIZADOS POR ANMAT. Y LA FECHA DE VENCIMIENTO ESTABLECE LA CADUCIDAD DEL MEDICAMENTO, DESPUÉS DEL CUAL YA NO PUEDES CONSUMIRLO.

7. **DATOS DEL LABORATORIO:** ES OBLIGATORIO QUE APAREZCAN DATOS COMPLETOS DE LA EMPRESA TITULAR, SEA COMO ELABORADOR Y/O IMPORTADOR DEL MEDICAMENTO. RAZÓN SOCIAL, DOMICILIO LEGAL, NRO. DE CERTIFICADO DE AUTORIZACIÓN.

8. **EL TROQUEL:** ES LA PARTE DEL ENVASE (UN CARTÓN EN LAS CAJAS O UNA ETIQUETA EN OTROS
ENVASES) QUE SE EXTRAE CUANDO EL PACIENTE COMPRA UN MEDICAMENTO CON OBRA SOCIAL Y SE ENVÍA ADJUNTO CON LA RECETA PARA SOLICITAR EL REINTEGRO. ALLÍ SE IDENTIFICA AL MEDICAMENTO CON UN NÚMERO Y UN CÓDIGO DE BARRAS.

9. **PRESENTACIÓN:** DESCRIPCIÓN DE LA CANTIDAD DE COMPRIMIDOS O ML QUE TRAE EL ENVASE, Y SE ESPECIFICA SI ES DE VENTA LIBRE O CON RECETA ARCHIVADA.

10. **CONDICIONES DE CONSERVACIÓN:** SE ESPECIFICA EN CASO DE QUE LA MEDICINA REQUIERA CONDICIONES DE CONSERV-

ACIÓN ESPECÍFICA, COMO TEMPERATURA, HELADERA, ETC.

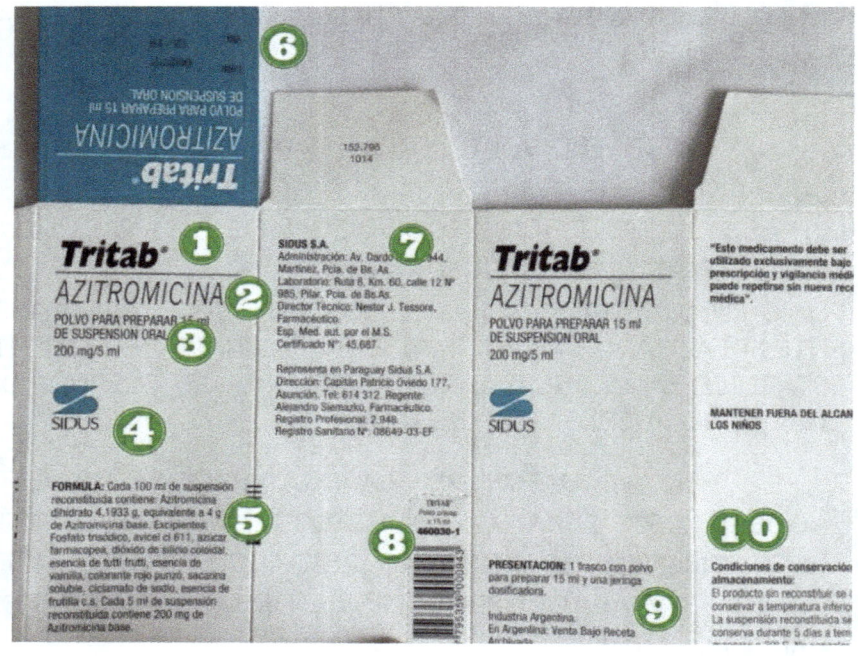

ALMACENAMIENTO:

- El almacenamiento de los medicamentos y productos médicos incluye un conjunto de actividades fundamentales dentro de toda institución dedicada a
la gestión de estos productos, para garantizar la conservación
y por consiguiente la calidad de estos productos para una
buena prestación de servicios de salud.
- El almacenamiento contempla las siguientes actividades: registro, manejo y custodia de los medicamentos y productos médicos, incluyendo adecuaciones y seguridad del lugar físico.
- El lugar físico donde se almacenan los productos que gestiona el efector debe reunir condiciones de temperatura, humedad y luz adecuados según los
requerimientos estipulados por el fabricante de los insumos a almacenar. los productos deben estar estibados sobre pallets o estanterías, nunca sobre el piso, para evitar contaminación y facilitar la circulación y limpieza del lugar.
- **Los productos que deben almacenarse en heladera** respetarán las condiciones
- Establecidas en la decisión nº 71/2014 de inspección de farmacia de la primera
- Circunscripción deberán mantenerse a una **temperatura entre +2 ºc y +8 ºc.** se debe llevar registro escrito de la temperatura del interior de la heladera.
- Se debe colocar en los últimos estantes botellas llenas de agua salada o suero
- Fisiológico, ya que funcionan como acumuladores de frío y ayudan a estabilizar la
- Temperatura interna de la heladera, permitiendo en caso de corte de electricidad.

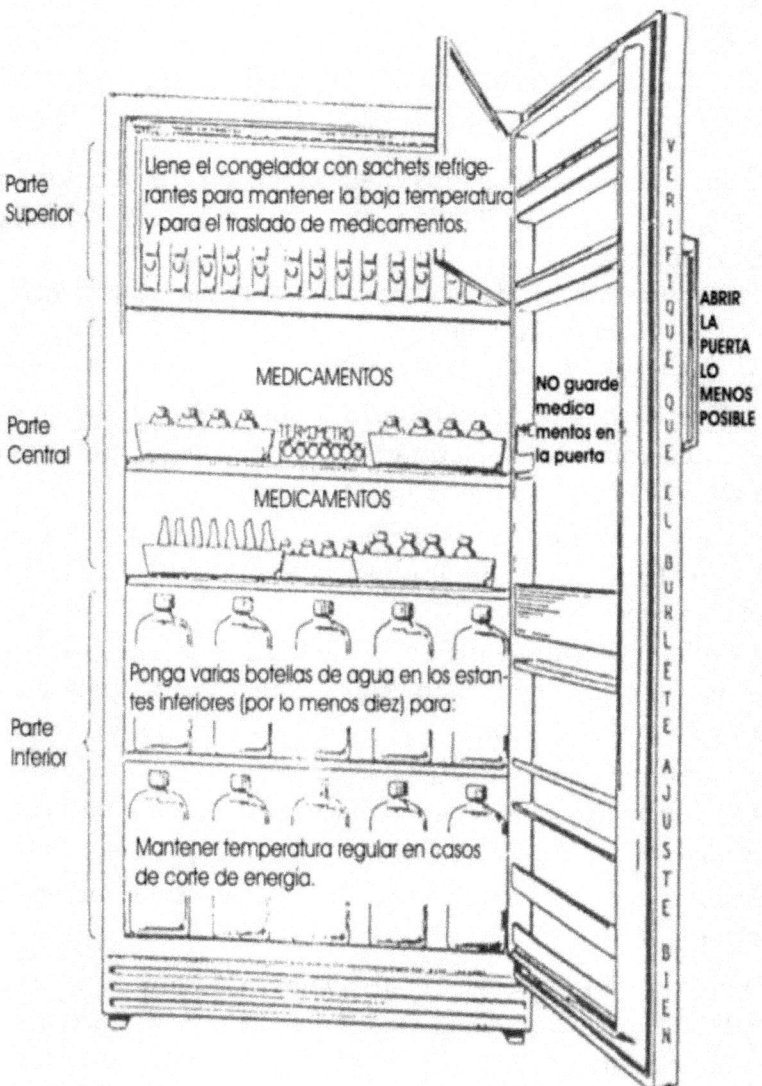

En el caso de psicotrópicos y estupefacientes se almacenan en lugares separados bajo llave.

Mantener el frío durante 6 a 12 horas, siempre y cuando no se abra durante ese tiempo.
- Por otro lado, no se debe colocar en las heladeras bebidas, ni comidas, ni otros productos ajenos a los medicamentos.

- Si se constata que la temperatura de la heladera en funcionamiento habitual no es la adecuada, hay que buscar las causas y corregirlas de inmediato.
-

BLOQUE N° 3

Temas;

- RECETA MÉDICA, RECETA ELECTRÓNICA.
- DISPENSACIÓN DE RECETAS.
- LIBRO RECETARIO.
- COBERTURA DE MEDICAMENTOS.

RECETA MÉDICA

• Con la entrada en vigor del Real Decreto 1718/2010 , sobre receta médica y órdenes de dispensación, se reglamenta simultáneamente por primera vez la receta en formato papel y electrónico. Las principales novedades de esta nueva normativa se dirigen a actualizar la última reglamentación de receta médica que data del año 1984.

• El Real Decreto 81/2014, de 7 de febrero, por el que se establecen normas para garantizar la asistencia sanitaria transfronteriza, y por el que se modifica el Real Decreto 1718/2010, de 17 de diciembre, sobre receta médica y órdenes de dispensación ,transpone al ordenamiento jurídico español la Directiva 2011/24/UE del Parlamento Europeo y del Consejo, de 9 de marzo de 2011, relativa a la aplicación de los derechos de los pacientes en la asistencia sanitaria transfronteriza.

Los objetivos del RD son:

• Asegurar el acceso a una asistencia sanitaria transfronteriza segura y de alta calidad.

• Garantizar la movilidad de los pacientes.

• Favorecer la cooperación sanitaria entre España y el resto de la Unión Europea.

RESUMEN DE LAS PRINCIPALES NOVEDADES DEL REAL DECRETO 1718/2010, DE 17 DE DICIEMBRE, SOBRE RECETA MÉDICA Y ÓRDENES DE DISPENSACIÓN

• La receta (en cualquier formato), deberá acompañarse de una hoja de información para el paciente que recogerá la información del tratamiento indicada por el prescriptor, y se entregará obligatoriamente al enfermo.

• En esta nueva norma se procede a desarrollar la Ley 29/2006, de 26 de julio de garantías y uso racional de los medicamentos y productos sanitarios. Este modelo único garantiza que la receta puede ser dispensada en cualquier oficina de farmacia del territorio nacional.

• En soporte papel, Se podrá prescribir un solo medicamento y envase por receta, con las excepciones previstas para los medicamentos contemplados en el apartado 2º-punto 5 del artículo 5, para las presentaciones de medicamentos autorizados en unidosis. Por Resolución de 23 de marzo de 2011 de la Dirección General de Farmacia y Productos Sanitarios.

RECETA MÉDICA

- Se entiende por receta médica (o prescripción) el documento legal por medio del cual los médicos legalmente capacitados prescriben la medicación al paciente para su dispensación por parte del farmacéutico. La prescripción es un proceso clínico individualizado y dinámico. A pesar de su carácter individual y único, los patrones de prescripción pueden ser fuertemente influenciados por determinantes sociales, culturales, económicas y/o promocionales. Es el documento que avala la dispensación bajo prescripción médica.
- Con carácter obligatorio, se han incorporado en la receta médica Nuevos Datos de Paciente, Medicamento y Prescriptor, tanto en la sanidad pública como en la privada.

DATOS DEL MEDICAMENTO

- Se han ampliado los Datos del Medicamento, tanto en la receta de asistencia pública como en la privada, en los siguientes puntos:

- Dosificación y forma farmacéutica, y cuando proceda la mención de los destinatarios:
- lactantes, niños y adultos.
- **Formato**: número de unidades por envase o contenido del mismo en peso o volumen. Número de envases o número de unidades concretas del medicamento a dispensar.
- El Formato y el número de envases solo será obligatoria su anotación en las recetas emitidas en soporte papel, y en las de soporte electrónico sólo serán cumplimentadas obligatoriamente por el prescriptor cuando el sistema electrónico no lo genere automáticamente.

DATOS DEL PRESCRIPTOR

- En cuanto a los Datos del Prescriptor se requiere la firma electrónica cuando la receta va en soporte electrónico.
- Otros datos que deben figurar obligatoriamente en la receta en formato papel son la fecha prevista de dispensación (día, mes y año), así como el número de orden de la dispensación de la receta, en las dispensaciones sucesivas de tratamientos crónicos o medicamentos de dispensación renovable.
- Las recetas públicas y privadas, no presentarán enmiendas ni tachaduras en los datos obligatorios, a no ser que éstas hayan sido salvadas por la nueva firma del prescriptor.

CRITERIOS DE PRESCRIPCIÓN, VALIDEZ DE LA RECETA Y DURACIÓN DEL TRATAMIENTO

- Se podrán prescribir un número máximo de seis envases por receta u orden de dispensación, para las presentaciones de medicamentos en unidosis cuyo embalaje exterior coincida con su acondicionamiento primario.
- El plazo de validez de la receta médica oficial podrá ser inferior a diez días, en el caso de medicamentos sometidos a disposiciones específicas.
- En las recetas en soporte papel y para dispensaciones sucesivas de tratamientos crónicos o medicamentos de dispensación renovable, será obligatorio registrar la fecha prevista para su dispensación, cuando se extiendan varias recetas con la misma fecha de prescripción, además deberá constar el número de orden de dispensación de cada receta médica.
- El plazo de duración del tratamiento se podrá ampliar de 3 a 6 meses como máximo cuando así lo determinen las Administraciones sanitarias competentes.

RECETA ELECTRÓNICA

- Una de las grandes ventajas de la receta electrónica es la posibilidad de prescribir uno o varios medicamentos y productos sanitarios, para un tratamiento con una duración de un año como máximo, estableciéndose que en cada dispensación no se puede superar el tratamiento necesario de un mes.
- Al efectuar la prescripción, se imprimirá se entregará al paciente un documento de información del tratamiento prescrito. En el caso de pacientes discapacitados para acceder a la hoja de información, se les emitirá la información en formato digital.
- El farmacéutico sólo podrá acceder a la dispensación electrónica desde los equipos instalados en la oficina de farmacia. El acceso al sistema electrónico se realizará a través de la

tarjeta sanitaria del paciente y el farmacéutico se deberá de identificar en el sistema electrónico mediante el certificado electrónico del titular de la farmacia o en su caso, del farmacéutico regente, adjunto o sustituto.
- la administración sanitaria va a disponer a través de los datos de dispensación, de la identificación de la oficina dispensadora, utilizando para ello el NIF/CIF del titular, así como el número de identificación de la oficina de farmacia otorgado por la administración sanitaria competente.
- El plazo de validez de la receta electrónica será de diez días.

DISPENSACIÓN DE RECETAS

- Una vez efectuada la dispensación, el farmacéutico debe registrar en la receta la identificación de la oficina de farmacia, la fecha de dispensación y su firma. En el caso de sustituir el medicamento, el farmacéutico no tendría la obligación de firmar dos veces, con una sola firma en la casilla que figura en la receta sería suficiente.
- Además, el farmacéutico entregará al paciente un recibo donde conste la identificación de la oficina de farmacia y fecha de la dispensación, el nombre del medicamento dispensado y, en su caso, unidades concretas del mismo, su precio de venta al público y la aportación del paciente, en su caso.
- Si el farmacéutico sospecha de la autenticidad o validez de la receta médica, no la deberá dispensar y si no puede comprobar la legitimidad de la prescripción, deberá obligatoriamente poner en conocimiento de la Administración sanitaria su actuación.
- El farmacéutico está obligado a comprobar la identidad de la persona que recoge el medicamento, y deberá anotar en la receta el DNI o documento asimilado para los extranjeros, cuando se dispensen medicamentos que contengan sustancias psicotrópicas incluidas en las listas II, III, IV del anexo I del Real Decreto 2829/1977, de 6 de octubre.
- Determinadas dispensaciones requieren ser registradas en el

libro recetario.

EL LIBRO RECETARIO

- El libro recetario de la oficina de farmacia podrá emitirse en soporte papel, para cumplimentación manual o informatizada, o en soporte electrónico, y deberá ser autorizado por la Administración sanitaria competente.
- No se exigirá registro en el libro recetario para la dispensación de medicamentos que contengan sustancias psicotrópicas del anexo 2 del Real Decreto 2829/1977, de 6 de octubre.
- Deberán de anotarse en el libro de recetario todos los datos para las dispensaciones que así lo exijan en cuanto a las fórmulas magistrales, las presentaciones de medicamentos o unidades concretas del mismo y los preparados oficinales que respondan a una receta.
- Un dato obligatorio en el nuevo modelo de receta médica del SNS a consignar por el farmacéutico para poder facturar dichas recetas es el número o código de identificación fiscal-CIF-y el número de identificación de la oficina de farmacia NIF-, otorgado por la Administración sanitaria competente y adherirá los cupones precinto o comprobantes de la dispensación.

ÓRDENES DE DISPENSACIÓN

- La orden de dispensación hospitalaria se prescribe a los pacientes no hospitalizados por los médicos, odontólogos y podólogos de los servicios hospitalarios públicos y privados y se dispensa al paciente por los servicios de farmacia.

- Se puede emitir tanto en soporte papel como electrónico y en cada orden se podrán prescribir más de un medicamento y uno o varios envases de los mismos

En cuanto a la Orden del personal de enfermería, se define en esta normativa como un documento de carácter sanitario, normalizado y obligatorio mediante el cual los profesionales enfermeros, una vez hayan sido facultados, mediante la correspondiente acreditación, indican o autorizan, en las condiciones y con los requisitos que reglamentariamente se establezcan, la dispensación de medicamentos y productos sanitarios por un farmacéutico.

¿COMO ENTENDER LAS RECETAS MEDICAS?

- Antiguamente, la receta constaba de tres partes:
- **Instrucción**. Describía la forma en que debía administrarse el medicamento. Terminaba la receta con la fecha y la firma.
- **Suscripción**. Daba las instrucciones sobre el modo de preparar dichas sustancias, a fin de que la poción fuese como debía ser, o bien se redujera sencillamente a las letras h.s.a.: hágase según arte.
- **Inscripción**. Contenía los nombres de las sustancias medicamentosas que, en totalidad y tratándose de una poción.

ELEMENTOS DE UNA RECETA

- La receta médica puede ir encabezada por la abreviatura "Rp" o "Rp/", ("dispénsese" o "tómese"), en la actualidad suele encabezarse con "Dp/" o "DPS" ("dispénsese"). Suele constar de dos partes:
- El cuerpo de la receta, destinado al farmacéutico.
- El volante de instrucciones para el paciente, que puede separarse del anterior.
- Desde el punto de vista de la receta médica, una prescripción es una instrucción dada por un prescriptor a un dispensador ("el médico prescribe, el farmacéutico suscribe"); en el caso de las formulaciones magistrales, la receta médica debe incluir la forma de preparación del producto, pues el mismo no se conserva en el stock habitual de una farmacia. Cada país tiene sus propios estándares acerca de la mínima

cantidad de información que se requiere para una prescripción.

REDACCIÓN DE LA PRESCRIPCIÓN

- **REQUISITOS PARA PRESCRIPCIÓN**

Entre los criterios médicos que deben considerarse para la prescripción se encuentran:
- Aproximación diagnóstica o sintomática.
- Elección de un tratamiento de eficacia y seguridad comprobadas, preferiblemente de uno o más fármacos bien conocidos por el médico.
- Conocer la indicación oficial de los medicamentos.
- Conocer la farmacología de medicamentos
- Seleccionar fármaco y dosis óptima
- Conocer la toxicidad y posibles efectos adversos.

POLIFARMACIA
- Es el consumo de muchas medicinas a causa de la automedicación que puede ser muy peligrosa para tu salud y la de tu familia.
- El uso de fármacos no relacionados con el diagnóstico.
- El uso de fármacos innecesariamente costosos.
- El uso inapropiado de antibióticos.
❖ La automedicación irracional.

Así debe ser la nueva receta médica

El nuevo récipe deberá llevar un encabezado del Ministerio del Poder Popular para la Salud que estará disponible en su página web: http://www.mpps.gob.ve/ a partir de la próxima semana.

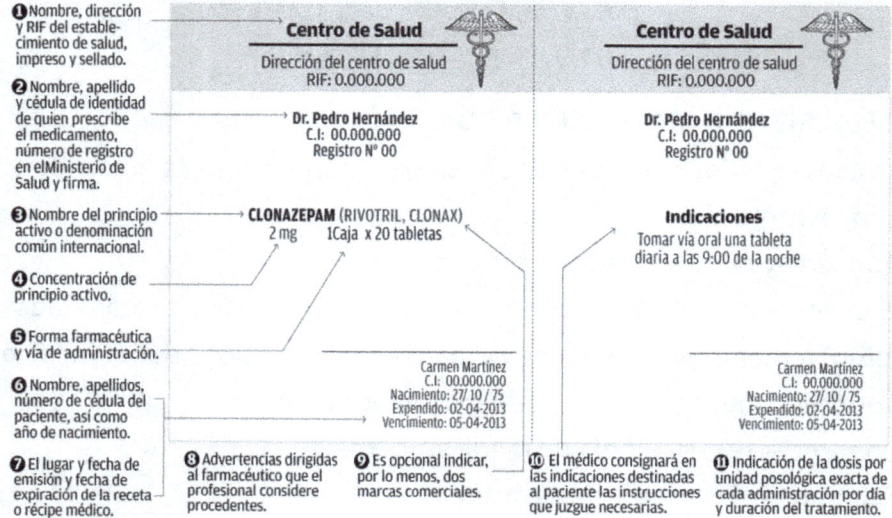

Proceso de dispensación

Se dispensa la cantidad solicitada por el usuario
Se emite una copia o transcripción textual sellada.

- Las copias o las transcripciones textuales de las recetas refrendadas por los farmacéuticos deben ser aceptadas en todas las farmacias privadas y estatales del país. Estas copias o las transcripciones textuales tendrán la misma validez que una receta original.

- La emisión de copias o transcripciones textuales de la receta no aplica para productos con contenido de psicotrópicos y estupefacientes

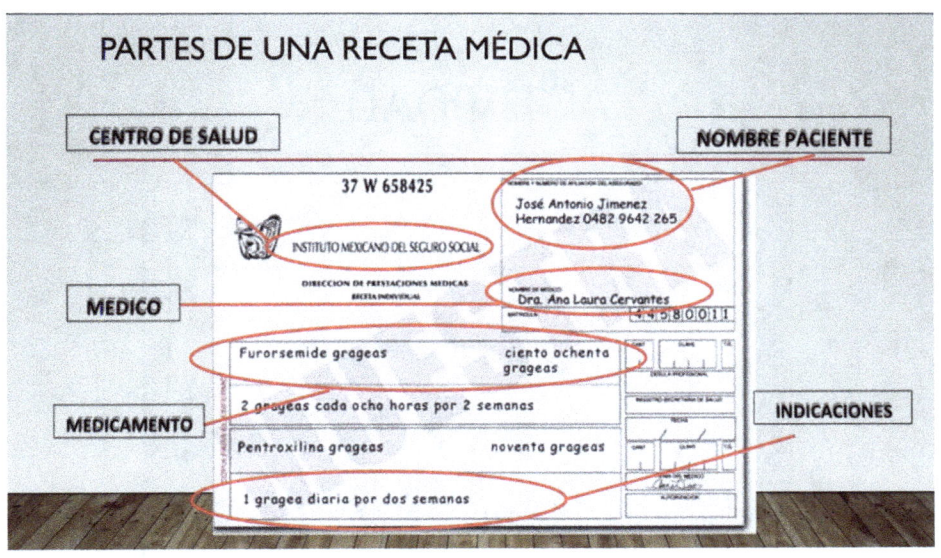

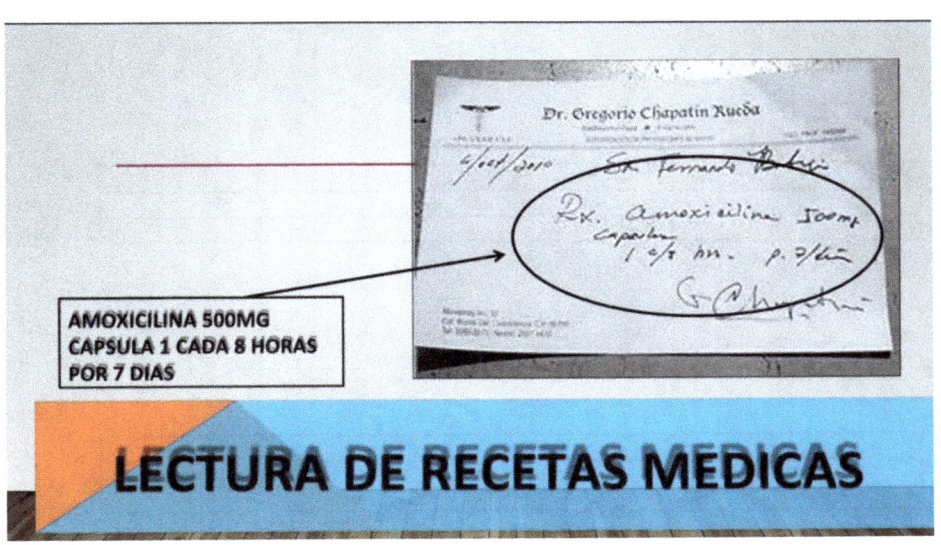

ACTIVIDAD

LECTURA DE RECETAS MEDICAS

- Zitromax s/n sobres
  /cada 24 h / 3 días

- Espidifen 6 n sobres
  /cada 8h / 3 días

Rp:

- Amoxicilina 250 g Jbe (2 fco)
t: 3 cuch (5ml) c/ 8 hs x 7 días.
- Diclofenaco Sódico 50 g.
t: 1 comp c/ 12 hs x 5 días.
- Tintura de Yodo.
t: 2 Aplicaciones al día.

....
PATRICIO BENAVIDES SÁEZ
VETERINARIO
R.U.T. 8.258.999-6

COBERTURA DE MEDICAMENTOS

• Cobertura de medicamentos al 70% para
enfermedades crónicas más frecuentes;
En el año 2004 la cobertura de medicamentos para patologías crónicas más frecuentes
(prevalentes) aumentó de un 40% a un 70%.
Se amplió así la cobertura sobre el precio de referencia de aquellos medicamentos destinados
a las enfermedades de curso crónico y gran impacto sanitario, que requieren de modo
permanente y/o recurrente del uso de fármacos.
• Las obras sociales deben brindar esta cobertura, para lo cual requieren datos filiatorios y
relacionados con el estado de salud de sus beneficiarios.
• Los enfermos crónicos pueden cumplir con los tratamientos indicados por su médico,
contribuyendo así al logro de una mejor calidad de vida de los beneficiarios.
• Las obras sociales nacionales pueden identificar a los beneficiarios con enfermedades crónicas, e implementar los correspondientes programas de control y seguimiento.
Cobertura de medicamentos al 100%

• **Las obras sociales tienen la obligación de brindar a sus beneficiarios la cobertura al 100% en los siguientes medicamentos:**

• Eritropoyetina destinada al tratamiento de la insuficiencia renal

crónica.
- Dapsona destinada al tratamiento de lepra en cualquiera de sus formas clínicas.
- Medicamentos para uso oncológico según protocolos oncológicos aprobados por la autoridad de aplicación.
- Medicación destinada a la prevención y tratamiento de los vómitos inducidos por quimioterapia.
- Medicación analgésica destinada al manejo del dolor de pacientes oncológicos.
- Drogas para el tratamiento de la tuberculosis.
- Cobertura de insulina (diabetes).
- Piridostigmina (comprimidos por 60 mg.), destinado al tratamiento de la miastenia gravis y en la dosis diaria necesaria
para cada caso.
- Anticonceptivos intrauterinos, dispositivos de cobre y anticonceptivos orales según normativa vigente.
- Condones con o sin espermicidas, diafragmas y espermicidas.
- Medicamentos específicos para tratamientos en discapacidad.

CASOS PARTICULARES

- **SIN STOCK**
- Las farmacias procederán a la dispensa del/los medicamento/s autorizados por la Obra Social.
- En caso de no contar en stock con la medicación autorizada, se podrá aplicar la "Ley de Genéricos" (Ley 25.694),
previo consentimiento del Socio en la receta médica solicitando sustitución.
- **DIFERENCIA DE PRECIO**

- En los medicamentos autorizados al 100%, debe respetarse el nombre comercial que figura en el
- "Expediente de Autorización de Medicamentos" emitido a requerimiento del Socio. En caso de tener que sustituirlo/s
por un genérico de mayor valor, se deberá consultar previamente a la Obra Social.
- Si la farmacia procede a la dispensa de un medicamento de importe superior al autorizado por Jerárquicos, sin el
consentimiento de la Auditoría, se abonará el importe del medicamento que figure en la Autorización.
- Estas vacunas no requieren autorización previa. La cobertura será al porcentaje del plan
de salud.
- Excepción: VRS (Palivizumab) requiere autorización previa.

BLOQUE N° 4

Temas;

- FARMACOCINÉTICA
- FARMACODINAMIA

Fármaco: es toda sustancia activa fisicoquímica que interactúa con el organismo y lo modifica, para tratar de curar, prevenir o diagnosticar una enfermedad.

Los fármacos regulan funciones preexistentes, no son capaces de crear nuevas funciones. Ciencia que estudia los procesos cinéticos de los medicamentos en el organismo vivo.

•Farmacocinética: lo que el organismo le hace al fármaco.

•Farmacodinamia: lo que el fármaco le hace al organismo.

FARMACOCINÉTICA

Disciplina de la farmacología que estudia el curso temporal de las concentraciones y cantidades de los fármacos y sus metabolitos en el organismo (líquidos, tejidos, excretas) y su relación con la respuesta farmacológica.

La farmacocinética es la parte de la farmacología que se encarga de los procesos involucrados desde el momento que se introduce un fármaco o droga en un individuo hasta que llega a su sitio de acción en los tejidos. Es el estudio del movimiento de la droga en un cuerpo, desde que entra, cuándo está dentro y hasta ser eliminado del cuerpo

LOS PROCESOS QUE DETERMINAN LA EVOLUCIÓN TEMPORAL DE LA CONCENTRACIÓN PLASMÁTICA DEL FÁRMACO SON:
• LIBERACIÓN. ABSORCIÓN. • DISTRIBUCIÓN. • METABOLISMO. • ELIMINACIÓN

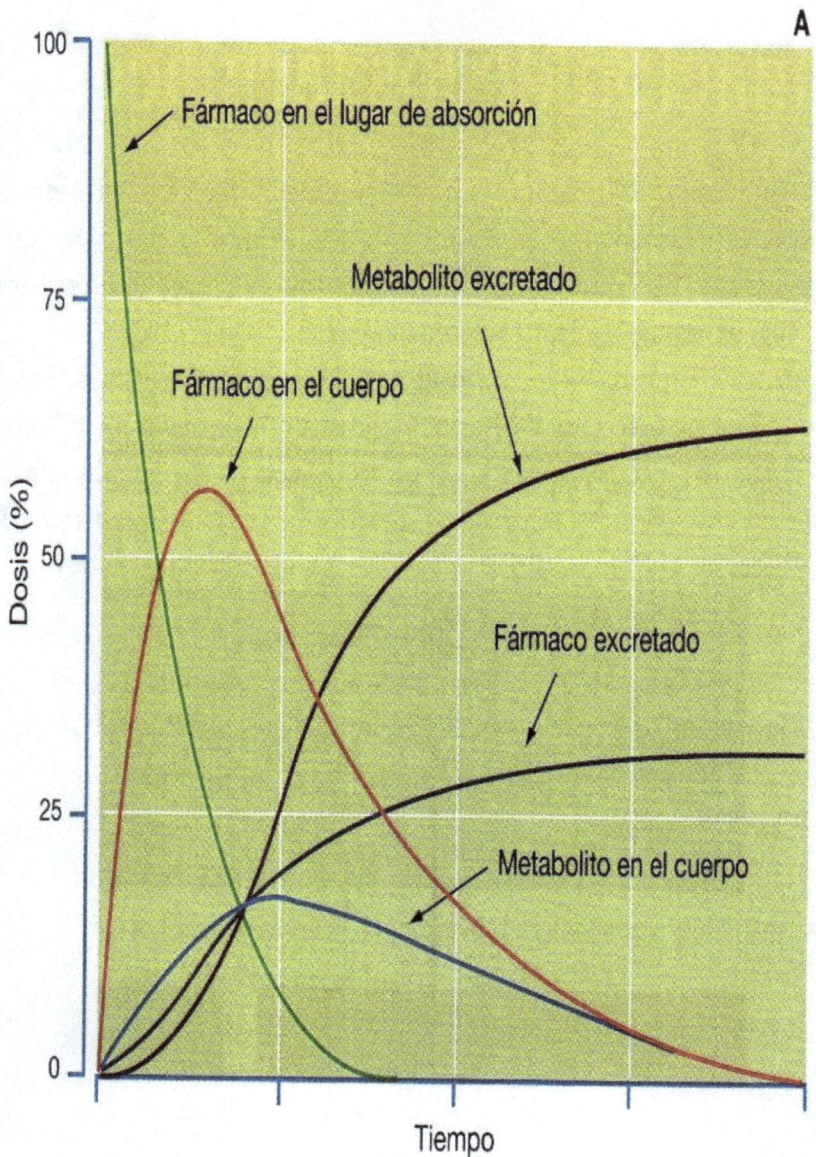

TODOS SE PRODUCEN SIMULTANEAMENTE
DURANTE TODO EL TIEMPO QUE EL FÁRMACO ESTÁ EN EL ORGANISMO, PERO CON DIFERENTE INTENSIDAD.

ABSORCIÓN

- Sitio de aplicación ☐Circulación sistémica.
- Factores que influyen: – Características FQ del fármaco –

Vía de administración:

- Enteral; parenteral;
- Vascular; extravascular;

–Farmacotecnia: Liberación y disolución

–

Fisiológicos:

- Edad; Efecto primer paso; Superficie absorción; – Patológicos:
- Vómitos, diarrea, trastornos de conciencia
- Insuficiencia renal o hepática

- **Absorción** : Movimiento de un fármaco desde el sitio de administración hasta la

circulación sanguínea. :

- • **Distribución** : Proceso por el que un fármaco difunde o es transportado desde el

espacio intravascular hasta los tejidos y células corporales.

- • **Metabolismo** : Conversión química o transformación, de fármacos o sustancias

endógenas, en compuestos más fáciles de eliminar.

- Eliminación : Excreción de un compuesto, metabolito o fármaco no cambiado, del

cuerpo mediante un proceso renal, biliar o pulmonar.

ABSORCIÓN

La velocidad de absorción depende de la via de administración.

Vía Oral; La absorción se produce en estomago e intestino delgado.

Situaciones que modifican la absorción. El PH acido del estomago puede inactivar el

Medicamento. Daño de la mucosa intestinal- la mucosa lesionada no puede absorber sustancia.

Vía Sublingual; Es una vía de absorción rápida ya que es una zona con gran vascularización. Se

utiliza en. situaciones de urgencia como en la cardiopatía Isquémica (Nifedipino).

Vía Rectal; Área con gran vascularidad que permite una absorción rápida.

Vía Intravenosa; NO EXISTE ABSORCIÓN ya que el fármaco se

administra directamente en la circulacion.

Vía Intramuscular; La absorción va a depender del tipo de vehículo en el que se disuelve el

medicamento. El vehículo acuoso se absorbe mas rápido que el oleos.

Biodisponibilidad (F) :

Metabolismo o biotransformación de drogas

Las modificaciones químicas de los xenobióticos en el cuerpo se llama biotransformación, metabolismo o aclaramiento (clearance) metabólico. En general, todas las reacciones de biotransformación se clasifican en dos categorías:

Metabolismo de primer paso: comprende las reacciones de fase 1, reacciones de biotransformación no sintéticas, como oxidación, reducción, hidrólisis.

Metabolismo de segundo paso: comprende las reacciones de fase 2, reacciones de biotransformación sintéticas, como glucuronidación, metilación, acetilación, conjugación con aminoácidos o con glutatión.

Velocidad y Cantidad de fármaco inalterado que llega a la circulación sistémica, y está disponible para producir un efecto.

•Depende de absorción, liberación, eliminación presistémica o efecto de primer paso; hígado, intestino (glucoproteína P) LA BIODISPONIBILIDAD (F) DEPENDE DE:

–CARACTERÍSTICAS FÍSICO-QUÍMICAS DEL FÁRMACO

• SOLUBILIDAD (Disolución del fármaco)

• PERMEABILIDAD (pasaje por membranas)

–FORMA O PREPARADO FARMACÉUTICO:

• M. LIBERACION INMEDIATA o Convencional

• M. LIBERACION RETARDADA (Cubierta Entérica)

• M LIBERACION PROLONGADA

–VENTAJAS: INTERVALO MAYOR –DESVENTAJAS: VARIABILIDAD de la F

Distribución;

Depende de:

– Propiedades FQ del fármaco – Unión a proteínas plasmáticas (fracción unida, fracción libre)

– Unión a proteínas tisulares – Perfusión tisular – Fisiología (edad, embarazo, Pp, hígado, riñón, corazón) – Patologías: obesidad, desnutrición, shock, deshidratación, hipoxia, hipoproteinemia, falla hepática o renal, etc.

Volumen de distribución (Vd)

- Volumen teórico de fluidos o tejidos en que el fármaco se disuelve o fija.

Depende de:

- Propiedades FQ del fármaco
- Fijación a proteínas plasmáticas
- Fijación a proteínas tisulares
- Perfusión tisular

Eliminación

Las principales vías de eliminación son metabolismo hepático y la excreción renal.

¿QUÉ ES FARMACODINAMIA?

La farmacodinamia es el estudio de la magnitud de la respuesta a la droga. Esto es, cuál es el resultado, la intensidad y la duración del efecto de la droga y como están relacionados a la concentración de una droga y su sitio de acción.

Efectos de la droga en el sitio de acción: Para que una droga cumpla su función, debe unirse y/o interactuar químicamente con una molécula blanco o diana, que se conoce como receptor de la droga. Una vez la droga se une al receptor, puede acontecer lo siguiente:

- Apertura o cierre de canales iónicos.
- Activación o inhibición de enzimas.
- Activación o inhibición de receptores nucleares.
- Mecanismos de acción de los fármacos.

El mecanismo de acción de los fármacos comprende la reacción bioquímica o fisiológica que es alterada en presencia de la droga.

Por ejemplo, la farmacodinamia del omeprazol se explica porque la droga se une de forma irreversible a la enzima ATPasa de protones potasio (bomba de protones) de las células parietales del estómago, bloqueando de este modo la secreción de ácido gástrico. El mecanismo de acción de la adrenalina o epinefrina es a través de la unión a los receptores β2 adrenérgicos del músculo liso de los bronquios. Esto produce la dilatación de los bronquios. Las drogas parecidas a la adrenalina, como el albuterol o salbutamol, son usadas en el alivio de los broncoespasmos que se presentan en el asma.

MECANISMO DE ACCIÓN DE LOS FÁRMACOS

- La mayor parte de los Fármacos se une a receptores específicos para realizar su función.
- Pueden Ser:

- **Agonistas**: Se unen a un receptor incrementando la actividad.

- **Antagonistas:** Bloquean el receptor impidiendo que otras sustancias hagan su efecto.

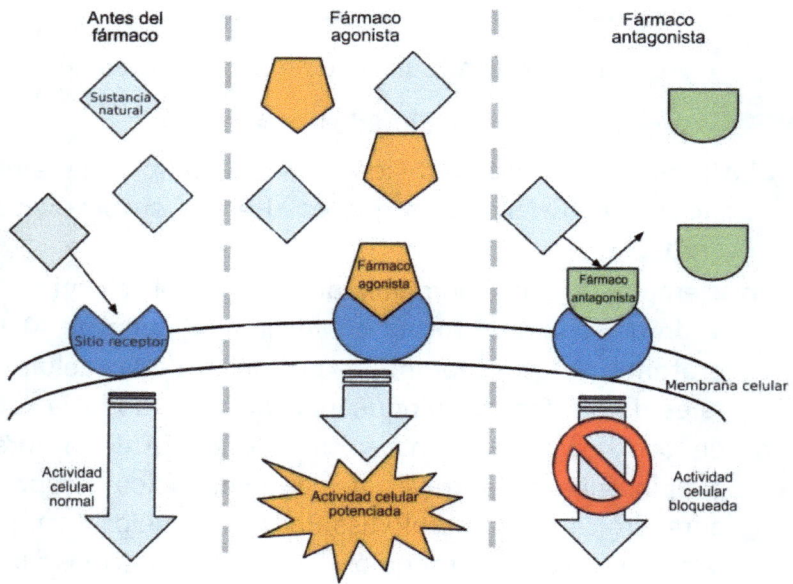

BLOQUE N° 5

Temas;

❖ ORGANIZACIÓN Y GESTIÓN DE UNA FARMACIA

ORGANIZACIÓN DE UNA FARMACIA

Los objetivos son los mismos, que se trate de construir o acondicionar un local; de una farmacia central o de la farmacia de un centro de salud; sólo varían los medios que se deben emplear.

Locales

Es preciso diseñar locales funcionales que permitan asegurar:
- la protección de los stocks;
- la buena conservación de los medicamentos y el material; – una gestión racional y fácil.

Características del almacén

Las dimensiones del almacén están determinadas por las necesidades de almacenamiento que a su vez dependen de:
- el número de medicamentos y materiales seleccionados;
- el número y la actividad de las estructuras aprovisionadas;
- la frecuencia del aprovisionamiento y de las entregas: cuanto más espaciados sean el aprovisionamiento y las entregas, más voluminosos serán los stocks y mayor el espacio necesario.

Más vale un almacén demasiado grande que demasiado pequeño. Un almacén exiguo no favorece el orden y dificulta el trabajo y la futura ampliación de los stocks en caso de aumento de la actividad. Contar aproximadamente 3 m² de superficie de suelo por 1 m² de superficie de almacenamiento.

La seguridad necesaria para la mercancía almacenada exige puertas, cerraduras, ventanas y techos sólidos.

La buena conservación de los medicamentos depende de la temperatura y humedad ambientales, condiciones muy frecuentemente difíciles de controlar en países tropicales.

- Es necesario una buena ventilación; ventiladores reducen sobre todo la humedad; aire acondicionado reduce el calor y la humedad.
- Es indispensable un cielo raso o techo bajo el tejado para reducir la temperatura; el espacio entre el tejado y el cielo raso debe estar ventilado.
- Las ventanas y otras aberturas deben estar protegidas para evitar la exposición directa de los medicamentos al sol.
- Los suelos deben ser de cemento (y si es posible, inclinados para facilitar el mantenimiento).

Organización interior del almacén

La organización debe ser lógica y en concordancia con el circuito de recepción, almacenamiento, distribución.

Estanterías y palets

Es indispensable disponer de estanterías sólidas y estables. En los países tropicales donde las termitas atacan a la madera, se recomienda utilizar estanterías metálicas. Estanterías metálicas son desmontables, es fácil adaptar los espacios entre los estantes al tamaño de las mercancías a colocar.

Los espacios entre los muros y las estanterías mejoran la ventilación. Ningún producto o caja, aunque sea voluminosa, debe ser almacenado directamente sobre el suelo sino sobre palets que permiten la circulación del aire y confieren una protección contra la humedad.

Áreas de almacenamiento

En el interior del local, o en su defecto en un local contiguo, debe preverse áreas de almacenamiento. – Área de almacenamiento de llegada: para el almacenamiento de las cajas, antes de desembalarlas, y antes de controlar la entrega y de realizar la inspección física de la calidad de los productos. – Área de almacenamiento de salida: para el almacenamiento de los pedidos periféricos antes de su recogida. Cada destino tendrá una zona asignada en la que se guardarán las cajas hasta su distribución.

Estas dos áreas de almacenamiento deben estar situadas cerca de las vías de acceso para facilitar la manipulación.

Se recomienda también determinar un área para almacenar cajas vacías que servirán para el embalaje de los pedidos periféricos.

Zona(s) de trabajo

Debe identificarse zonas de trabajo donde controlar las entregas y preparar los pedidos.

Despacho

Se debe contar con un despacho, instalado cerca de la luz, dónde el responsable de la farmacia realice el trabajo administrativo y archive los documentos de gestión.

Ejemplos de organización de una farmacia

La organización de las estanterías, mesas y demás muebles, varía según la configuración del local.

Para stocks más grandes o para una farmacia central, escoger varias habitaciones y aplicar los mismos principios adaptando la disposición a las necesidades: administración, cámara fría o frigoríficos, etc.

Organización de los medicamentos y del material

Almacenaje de los medicamentos que no requieran cadena de frío

El stock se coloca según la clasificación adoptada:
- medicamentos para vía oral
- medicamentos inyectables
- soluciones de perfusión
- medicamentos para uso externo y antisépticos – desinfectantes

Dentro de cada grupo (orales, inyectables, etc.), los productos se clasifican por orden alfabético.

Cada producto debe tener un sitio bien delimitado e identificado con una etiqueta fija indicando el nombre del producto en DCI, la forma farmacéutica y dosificación. La designación de un lugar preciso para cada producto permite visualizar de inmediato la cantidad disponible y llamar la atención sobre una eventual ruptura de stock.

Prever suficiente espacio para cada producto.

Indicar sobre las cajas, de una manera bien visible (rotulador grueso), la fecha de caducidad. Situar en el fondo de las estanterías los productos que tengan una fecha de caducidad más lejana y delante los que van a caducar antes. Este método es indispensable para evitar que los productos caduquen durante su almacenamiento.

Para poder permitir a una persona no familiarizada con la DCI encontrar los productos en caso de urgencia o sustitución, se puede colocar una lista de nombres comerciales frente a sus DCI correspondientes, p. ej.:

Bactrim®	ver co-trimoxazol
Clamoxyl®	ver amoxicilina
Flagyl®	ver metronidazol
Valium®	ver diazepam

Almacenaje de los medicamentos controlados

Los estupefacientes y otros medicamentos controlados deben estar guardados en un armario cerrado con llave.

Almacenaje de los productos que requieran cadena de frío

Los productos que necesitan cadena de frío deben conservarse en frigorífico entre 2 °C y 8 °C: vacunas, immunoglobulinas, sueros, insulina, ergometrina, oxitocina, dinoprostona, algunos tests de laboratorio, etc.

Almacenamiento del material médico

Dada la gran diversidad en estos artículos, no utilizar el orden alfabético sino reagruparlos en subgrupos: material de inyección, de cura, suturas, material y reactivos de laboratorio, etc.

Almacenamiento de productos voluminosos

Colocar en su lugar normal algunas cajas e indicar en una etiqueta donde está situado el resto del stock (reservas). No dispersar las reservas de un mismo producto en varios sitios.

– El orden debe permitir funcionar "de un vistazo":
- Debe ser posible identificar rápidamente el número de cajas de cada producto y evaluar, en unos minutos, el número previsibles de semanas o meses de consumo de un producto.
- Un espacio vacío detrás de una etiqueta hace visible, de forma inmediata, una ruptura de stock.

– Deben ser suficientes unas horas para realizar un inventario completo del stock.

GESTIÓN DE UNA FARMACIA

Organización de las actividades

La dirección de la farmacia se confía a una sola persona que ha recibido una formación adecuada. Es la única persona con llaves de la farmacia y el armario de estupefacientes. Está asistida por uno, o varios, ayudantes en función de la carga de trabajo.

Las tareas y responsabilidades de cada persona deben ser definidas con precisión. Uno de los ayudantes debe ser capaz de sustituir al responsable si fuera necesario.

El calendario de actividades (pedidos, distribuciones, inventarios, eliminación de productos caducados, etc.) se programa de forma que se reparta la carga de trabajo lo más regularmente posible.

Gestión de stock

Ficha de stock

La ficha de stock es el principal instrumento de gestión. Se establece una ficha de stock para cada artículo (medicamento y material) y se pone al día a cada movimiento. Estas fichas permiten:
- identificar los movimiento del stock: entradas – salidas;
- conocer en cada momento el nivel teórico del stock;
- seguir el consumo de las diferentes estructuras de salud;
- planificar y elaborar correctamente los pedidos;

- determinar las pérdidas (diferencia entre el stock teórico y el stock real).

Ejemplo de ficha de stock

<u>**En estas fichas de stock se anotan**</u>:
- el nombre del medicamento en DCI, su forma farmacéutica y dosificación;
- cualquier movimiento con su fecha (entradas, salidas, procedencia, destino, pérdidas por deterioro yvencimiento);
- los inventarios y su fecha.

<u>**Pueden anotarse también:**</u>
- el consumo medio mensual;
- los niveles de stock: stock de seguridad, stock de rotación;
- los otros sitios de almacenamiento;
- el precio unitario;
- los pedidos en curso y su fecha.

Las cantidades entradas y salidas, se anotan siempre en número de unidades (p. ej. 5 000 comprimidos, 80 ampollas) y nunca en número de cajas.

Anotar un solo movimiento por línea, incluso si en el mismo día tienen lugar varias operaciones.

Observación: se precisan siempre las fichas de stock incluso si se utiliza un sistema de manejo de stock por ordenador.

Cantidades a tener en stock y a pedir (niveles de stock)
- Consumo medio mensual (CMM)

El CMM se calcula a partir de las salidas registradas en las fichas: se obtiene sumando las salidas de varios meses (3, 6 o 12) y dividiendo el total por el número de meses.

- Stock de rotación = consumo del periodo entre dos aprovisionamientos

El stock de rotación corresponde a la cantidad de cada artículo consumida entre dos aprovisionamientos (p. ej. si el aprovisionamiento es trimestral, el stock de rotación = CMM x 3).

- **Stock de seguridad**

Este stock está previsto para paliar eventuales retrasos en la entrega, un aumento de consumo o posibles pérdidas. Se calcula en función del tiempo de entrega de los pedidos.

La cantidad del stock de seguridad se calcula en general como la mitad del consumo correspondiente al tiempo de entrega. Depende de los riesgos que pueda correr el programa: riesgo de rupturas de stock o de caducidad de los medicamentos, en un contexto preciso (recursos, dificultades estacionales de aprovisionamiento, etc.).

Por ejemplo: si el tiempo de entrega es de 2 meses, el stock de seguridad corresponde a la cantidad media consumida en 1 mes.

- **Cantidad a pedir**

La cantidad pedida se basa, para cada artículo, en los datos de las fichas:

- el stock de inventario en el día de hacer el pedido
- el stock de seguridad
- el stock de rotación o consumo del periodo
- el tiempo previsto entre el pedido y su entrega
- las cantidades pedidas en curso

Pedido = (stock de rotación + stock de seguridad + consumo estimado durante el tiempo de entrega) − (stock existente el día del pedido + cantidad ya pedida, si procede).

Hojas de pedido y de entrega

Para los pedidos de estructuras periféricas al almacén central, se recomienda utilizar hojas ya impresas en las cuáles figuren la DCI, la forma (comprimido, cápsula, frasco, ampolla, etc.) y la dosificación.

En estas hojas de pedido pueden, además, aparecer:

− el stock de cada producto, − el CMM.

El pedido debe realizarse en tres ejemplares, con la fecha y el visto bueno del responsable de la estructura de salud. Dos ejemplares se envian al almacén central: uno serve de hoja de entrega y se puede utilizar también para la facturación; el segundo queda en el almacén central. El tercer ejemplar se conserva en la propia estructura de salud.

Ejemplo:

Hoja de pedido de un centro abastecido cada 3 meses, con un stock mínimo de 3 meses (2 meses de tiempo de entrega + 1 mes de stock de seguridad)

Recepción del pedido

Todo pedido debe venir acompañado de una hoja de entrega del transportista (way bill) o de una factura y de un albarán de entrega (packing list).

En la recepción se debe controlar el número de cajas y comprobar su contenido:

- se comprueba que los artículos entregados corresponden a los artículos pedidos y que las cantidades coinciden con las mismas indicadas en el albarán de entrega;
- se controla el embalaje de cada artículo, su etiquetaje, la fecha de caducidad y el aspecto del producto; – verificar las condiciones especiales de conservación (cadena de frío).

Cualquier anomalía será señalada inmediatamente al proveedor.

A continuación, los medicamentos y el material se colocan en el sitio que les ha sido asignado. Las cantidades recibidas son registradas en las fichas de stock.

Las hojas de entrega del transportista, las facturas y los albaranes de entrega se archivan, junto a las hojas de pedido, en un fichero "pedidos" que se debe conservar durante 3 años o más según la reglamentación en vigor.

Inventario

Antes de cada pedido se debe realizar un inventario de las cantidades reales en stock y comprobación de las fechas de caducidad.

Las fichas de stock dan una cifra teórica del stock, pero se debe verificar, producto por producto, las cantidades realmente disponibles (stock físico). Las diferencias pueden ser debidas a errores en las cifras anotadas o a robos. hay que aclarar, por supuesto, estas diferencias.

Un inventario sólo es fácilmente realizable en una farmacia correctamente ordenada. Es una operación absolutamente indispensable.

Durante el inventario, la farmacia debe organizarse para que no haya ningún movimiento de stock.

Distribución

- Distribución a las estructuras de salud

Cada estructura de salud envía el almacén central una hoja de pedido en doble ejemplar.

En los dos ejemplares se indican las cantidades suministradas por el almacén central en la columna "cantidad entregada".

Un ejemplar debe ir, obligatoriamente, con la entrega.

El segundo ejemplar, para el almacén central, se archiva en un fichero establecido para cada estructura de salud, después de verificar que cada artículo ha sido registrado en su ficha de stock correspondiente.

La fecha de registro de salidas en la ficha de stock debe ser la misma que figure en hoja de pedido.

- Dispensación a los pacientes

El envase del medicamento debe ser presentable. Utilizar bolsitas de plástico con cierre a presión (Minigrip®).

Preparar etiquetas para cada medicamento que indiquen claramente: • el nombre del medicamento (DCI),
su forma y dosificación;

- la posología escrita con todas las letras o con símbolos.

Meter en las bolsitas el número de comprimidos correspondientes a un tratamiento completo e introducir la etiqueta en la bolsita.

En los centros muy frecuentados, es deseable que haya dos agentes en cada turno, para tener un doble control de la dispensación de las recetas: el primero prepara los medicamentos prescritos, el segundo controla si es correcto y los entrega al paciente, proporcionándole toda la información necesaria, en un lugar un poco aislado del resto de los pacientes.

Para que el paciente pueda seguir correctamente su tratamiento, es necesario que haya recibido suficientes explicaciones:
- como tomar el medicamento,
- por cuánto tiempo,
- cuáles son los efectos indeseables posibles (p. ej. la somnolencia provocada por los antihistamínicos),
- cuáles son las precauciones de empleo (p. ej. no se debe beber alcohol con metronidazol).

El agente encargado de la dispensación debe ser capaz de dar al paciente toda la información que necesita. Cuando en la misma región coexisten varios idiomas, es necesaria la ayuda de intérpretes.

Donaciones de medicamentos recuperados y muestras gratuitas

Está desaconsejado solicitar o aceptar donaciones procedentes de recogida de medicamentos recuperados a partir de los consumidores de países industrializados, o muestras distribuidas gratuitamente a los médicos por los fabricantes.

Muchas veces, se trata de especialidades desconocidas por los prescriptores e inadaptadas a las patologías locales. La diversidad de especialidades así suministradas perturba la implementación de protocolos terapéuticos estandarizados y hace imposible cualquier forma de gestión.

BIBLIOGRAFÍA

Recopilación sobre material de;

Educativo.net

Instituto privado Río Paraná

FormaciónCarpeDiem.com

www.ingramcontent.com/pod-product-compliance
Lightning Source LLC
Chambersburg PA
CBHW050256220526
45465CB00002B/703